Sei einfach wie du bist

von Anna Johannsen

GROH

A wie Authentizität

Wer authentisch ist, fühlt sich wohl. Jeder von uns birgt viele liebenswerte Eigenschaften in sich, die es wert sind, auch nach außen getragen zu werden. Einzigartigkeit kommt schließlich niemals aus der Mode!

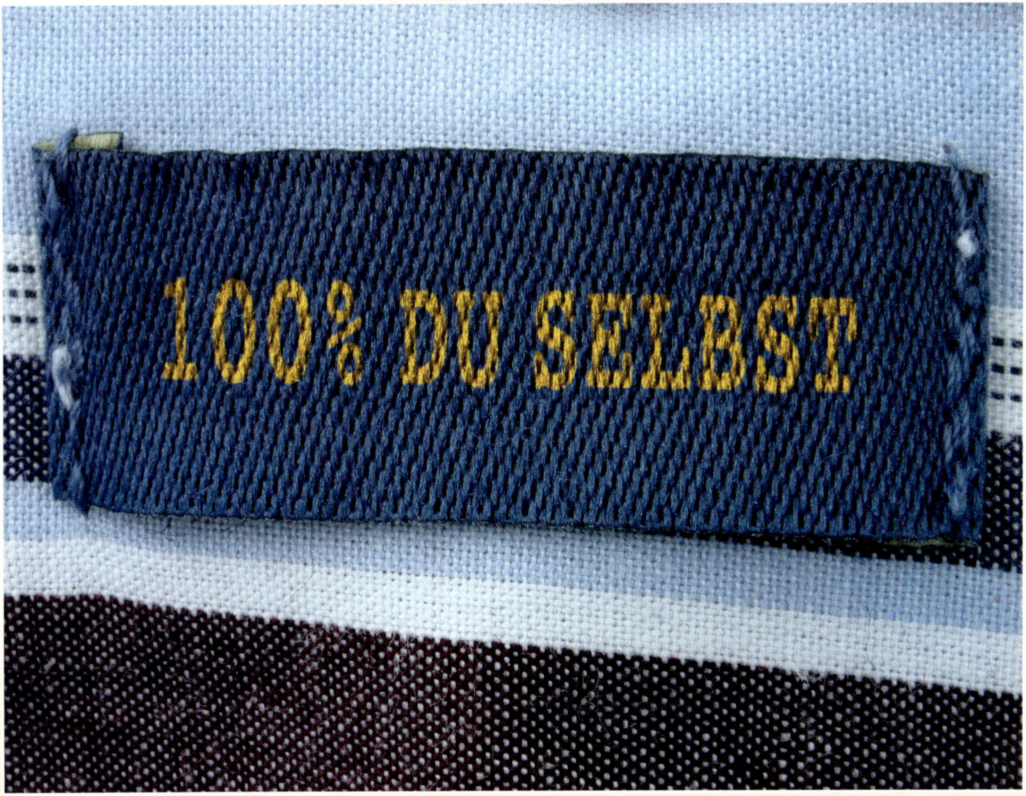

Das Große ist nicht, dies oder das zu sein,
sondern man selbst zu sein.

Søren Kierkegaard

B wie *Bejahen*

Sag ja zu dir! Über Schwächen kann man auch mal gut und gerne und ganz bewusst hinwegsehen. Sein Ganzes zu akzeptieren und sich selbst zu lieben gibt jede Menge Kraft und wirkt unglaublich befreiend.

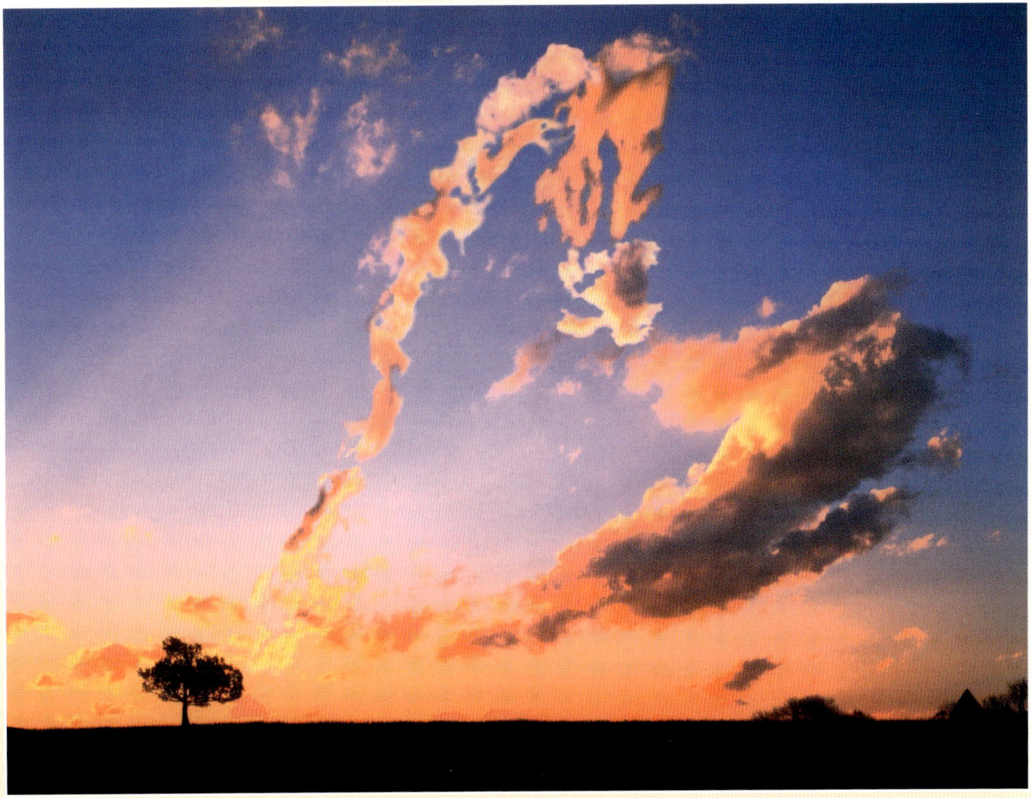

Zwei Dinge verleihen der Seele am meisten Kraft:
Vertrauen auf die Wahrheit und Vertrauen auf sich selbst.

Lucius Annaeus Seneca

D wie *Danke für die Blumen!*

Komplimente werden nicht nur verteilt, sie wollen auch angenommen werden. Je schöner das Kompliment, desto mehr lohnt es sich doch daran zu glauben! Die beste Art ihnen also zu begegnen: Ein strahlendes Lächeln und ein zustimmendes Herz.

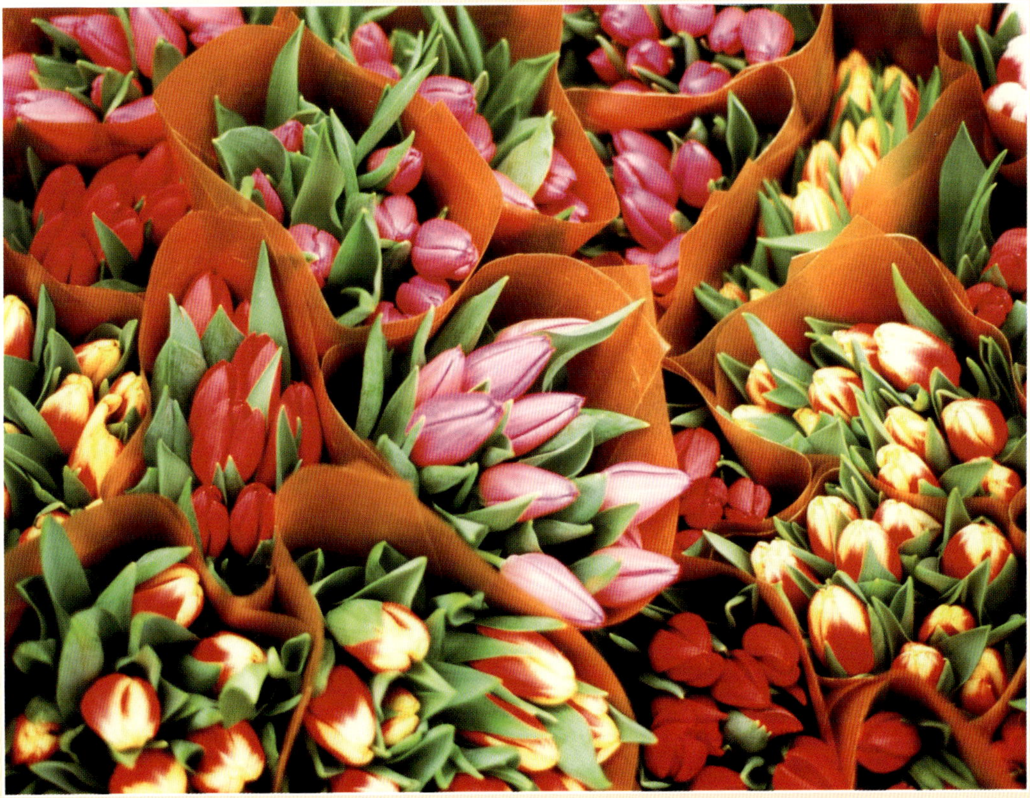

Wenn du helle Dinge denkst, ziehst du helle Dinge an dich heran.

Prentice Mulford

E wie *Entfaltung*

Lässt man sich auf etwas völlig Neues ein, eröffnen sich einem neue Wege und Möglichkeiten. Mit ein bisschen Zuversicht und dem „richtigen Riecher“ wird die Sache schon bald gedeihen.

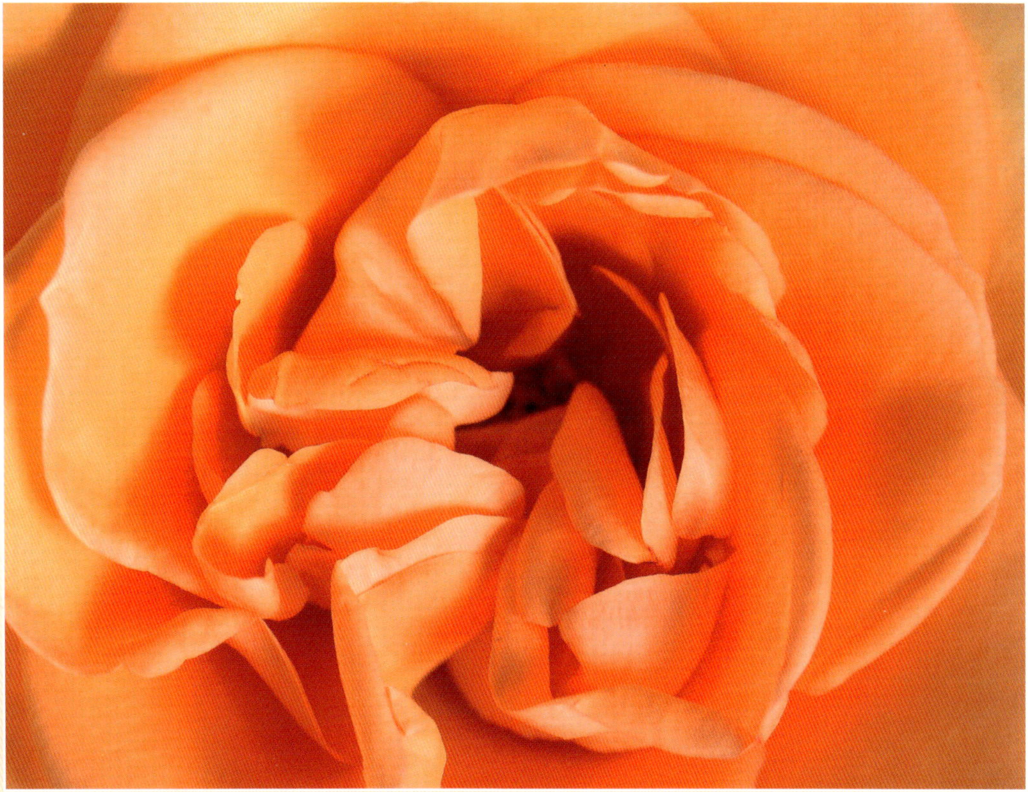

Betrachte einmal die Dinge von einer anderen Seite,
als du sie bisher sahst; denn das heißt ein neues Leben beginnen.

Mark Aurel

F wie *Farbe bekennen*

Sei einfach du selbst und lächle über das Chamäleon, das sich jeder Situation anpasst. Es tut gut, alle Facetten der eigenen Persönlichkeit auszuleben, ohne sich großartig verstellen zu müssen.
So fühlt man sich mehr im eigenen Element und kann viel stärker auftreten.

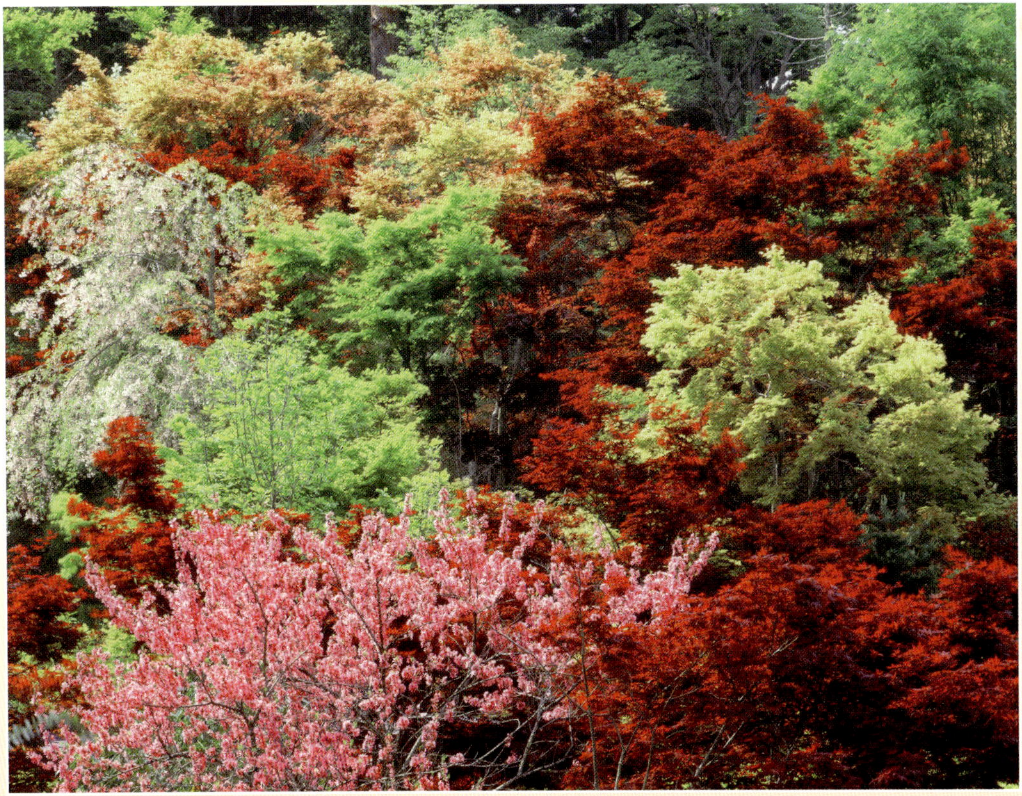

Eigensinn macht Spaß.

Hermann Hesse

G wie *Gefühle zeigen*

Es ist gut, Gefühle offen zu zeigen und miteinander zu reden. Das heißt nicht, dass man alles preisgeben muss, was in einem vorgeht. Solange man sich nicht hinter irgendwelchen Mauern versteckt, tun kleine Geheimnisse unserem Vertrauen keinen Abbruch.

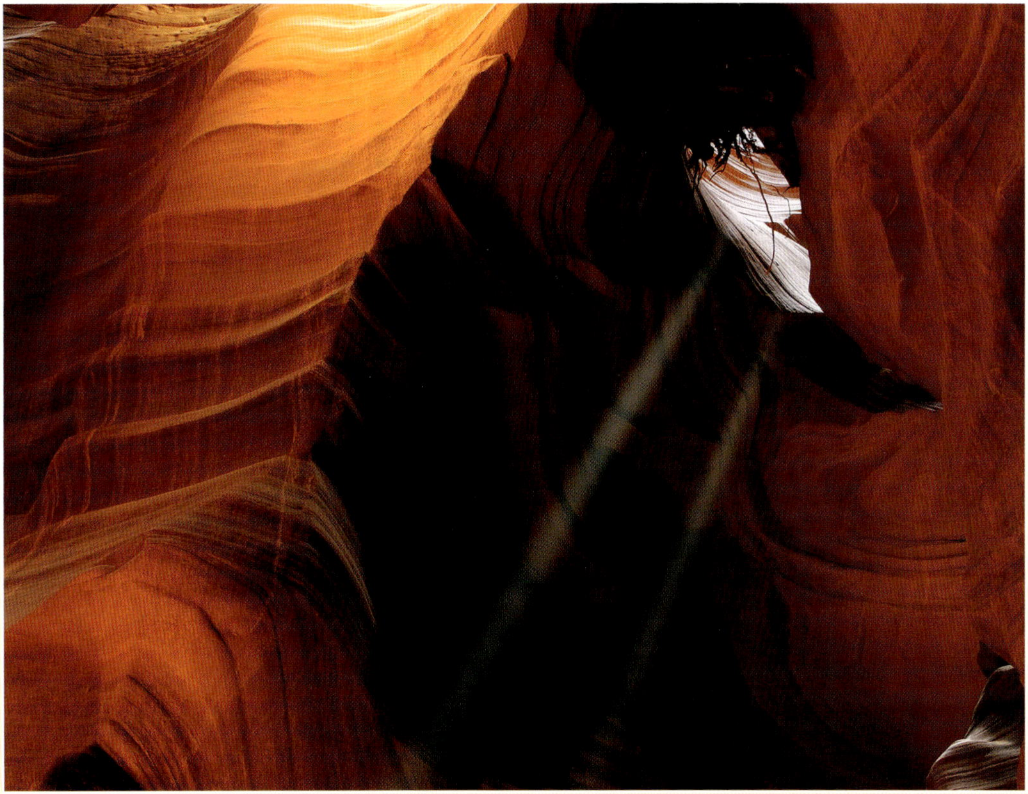

Blicke in dein Inneres! Da drinnen ist eine Quelle des Guten,
die nimmer aufhört zu sprudeln, wenn du nur
nicht aufhörst nachzugraben.

Mark Aurel

H wie Handschrift

Deine Sicht auf die Dinge ist geprägt von deinem ganz eigenen Stil. Das zeichnet dich aus und macht dich einzigartig – gerade so wie eine unverwechselbare Handschrift, die absolut fälschungssicher ist.

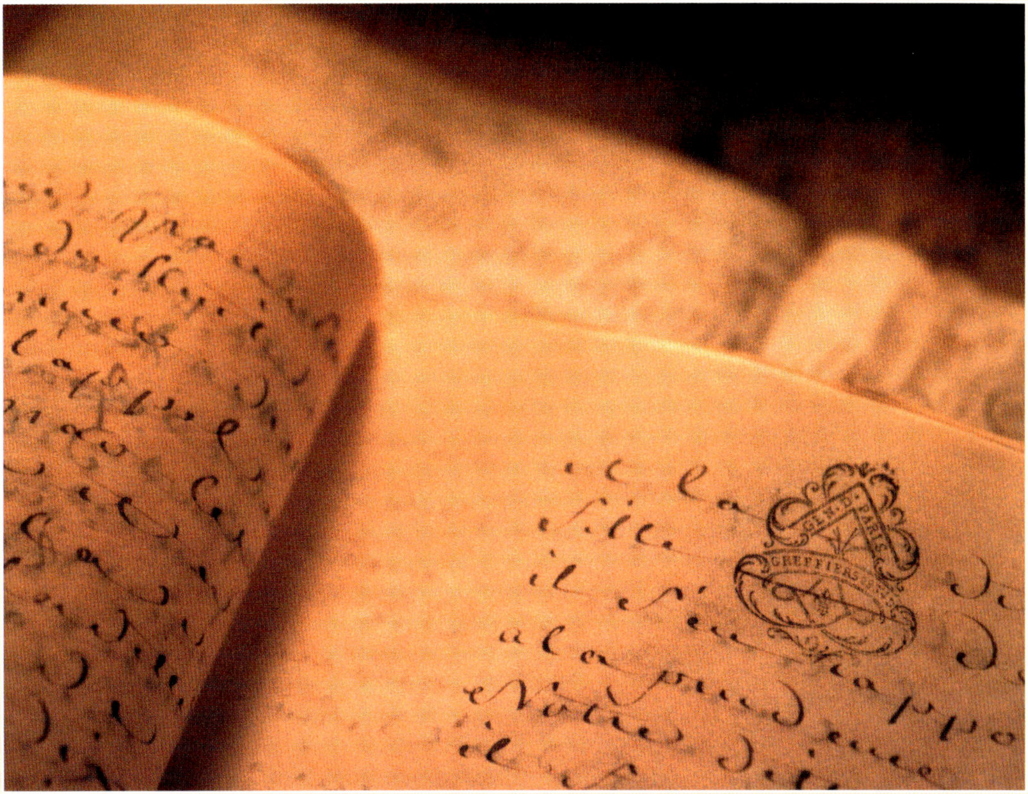

Sei der, der du bist, nicht mehr, nicht weniger, aber der sei!

Peter Altenberg

I *wie* *Ideale*

Ideale sind dazu da, um sich an ihnen zu orientieren – man braucht deshalb noch lange nicht eins zu eins mit ihnen zu gehen. Also, das mit dem Idealbild, der Traumfigur und der Bestnote nicht ganz so verbissen sehen …

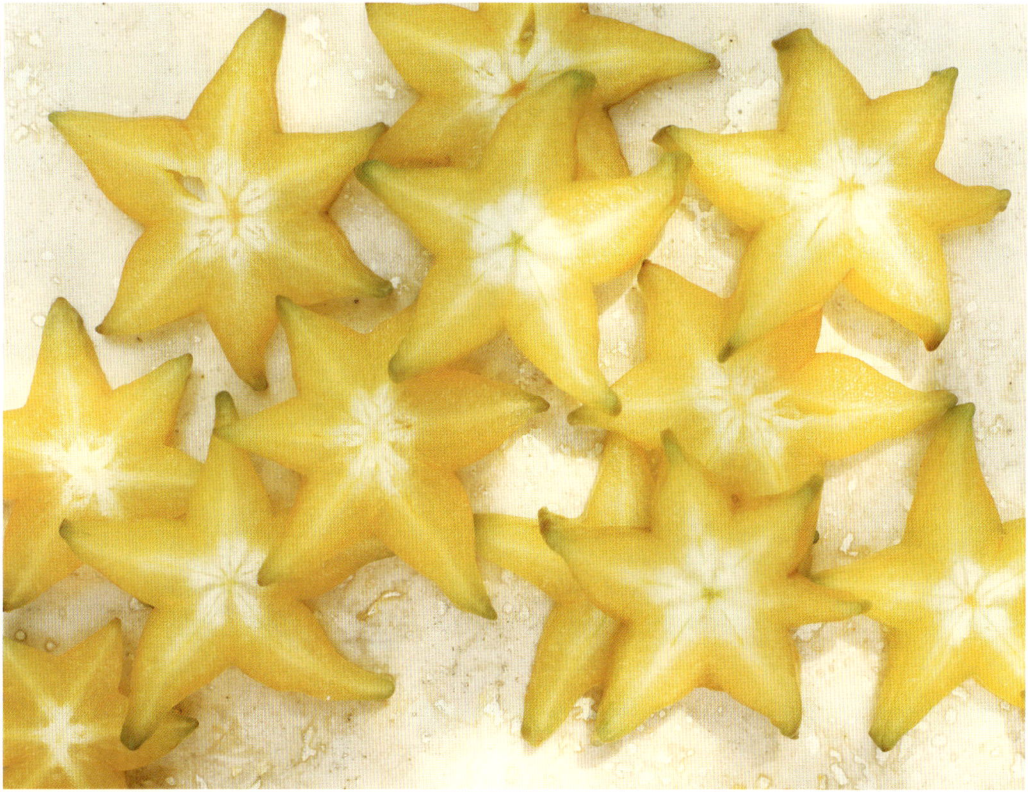

Ideale sind wie Sterne. Man kann sie nicht erreichen,
aber man kann sich nach ihnen orientieren.

Carl Schurz

J wie Jungbrunnen

Man ist immer nur so alt, wie man sich fühlt. Denn, wie Einstein schon wusste, Zeit ist relativ: Also, sei einfach wie du bist und freu dich über jedes Jahr, das dir viele erlebnisreiche Momente schenkt, über jeden Tag, der dich wertvollen Menschen näher bringt, und über jede Stunde, in der du lachst und glücklich bist.

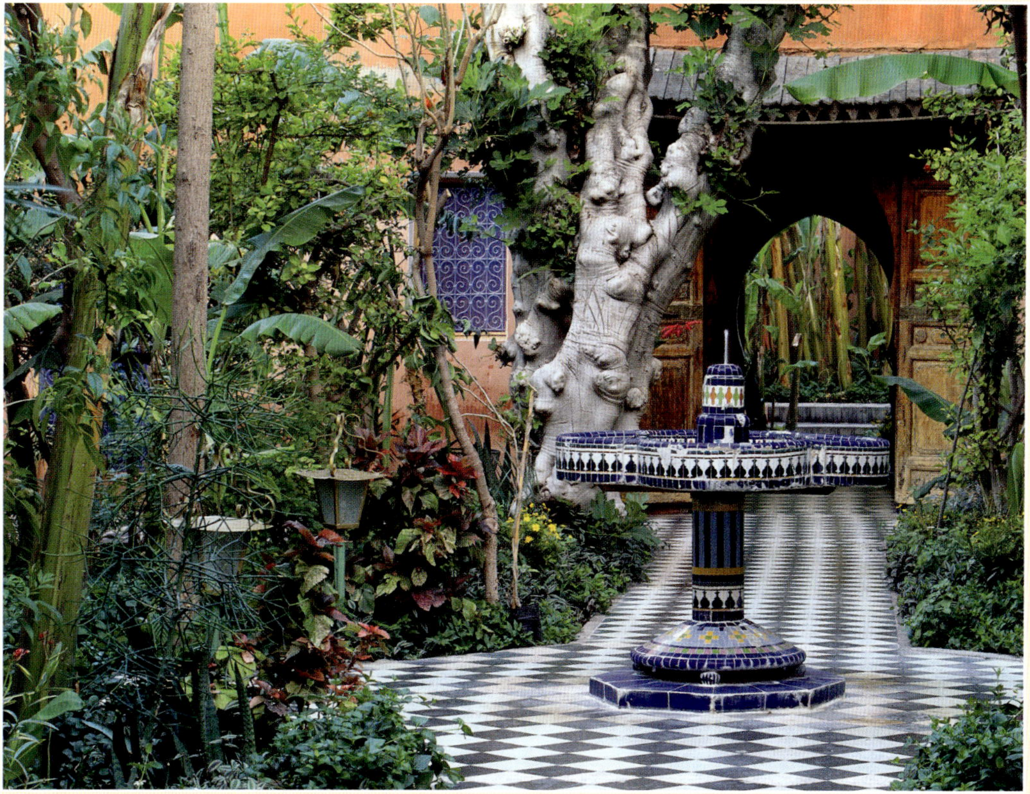

Die Freude: Das kostbarste Lebenselixier,
eine herrliche Medizin zur Verlängerung unseres Lebens.

Carl Ludwig Schleich

K wie *keine Langeweile*

Gute Laune steckt an, und du verstehst es, andere aus dem Tief zu holen. Spätestens wenn man mit dir zusammen etwas unternimmt, sind alle trüben Gedanken verflogen. Das Wort Langeweile existiert für dich einfach nicht.

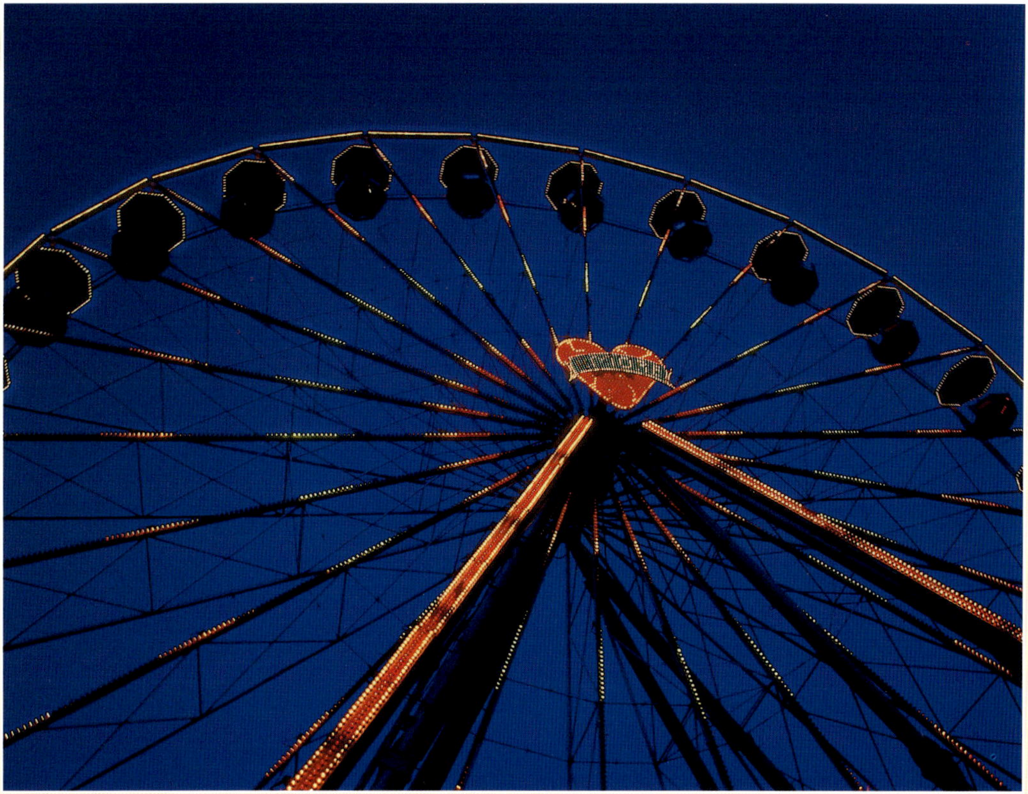

Langeweile ist eine Sünde, für die es keine Absolution gibt.

Oscar Wilde

L wie Lachen ist gesund

Wer über sich und die Welt ab und zu herzhaft lachen kann, tut sich Gutes: Lachen ist Balsam für die Seele, löst Anspannungen, steigert das Wohlbefinden und die Konzentration. Außerdem wirkt kaum etwas so gewinnend wie ein frisches, ehrliches Lachen.

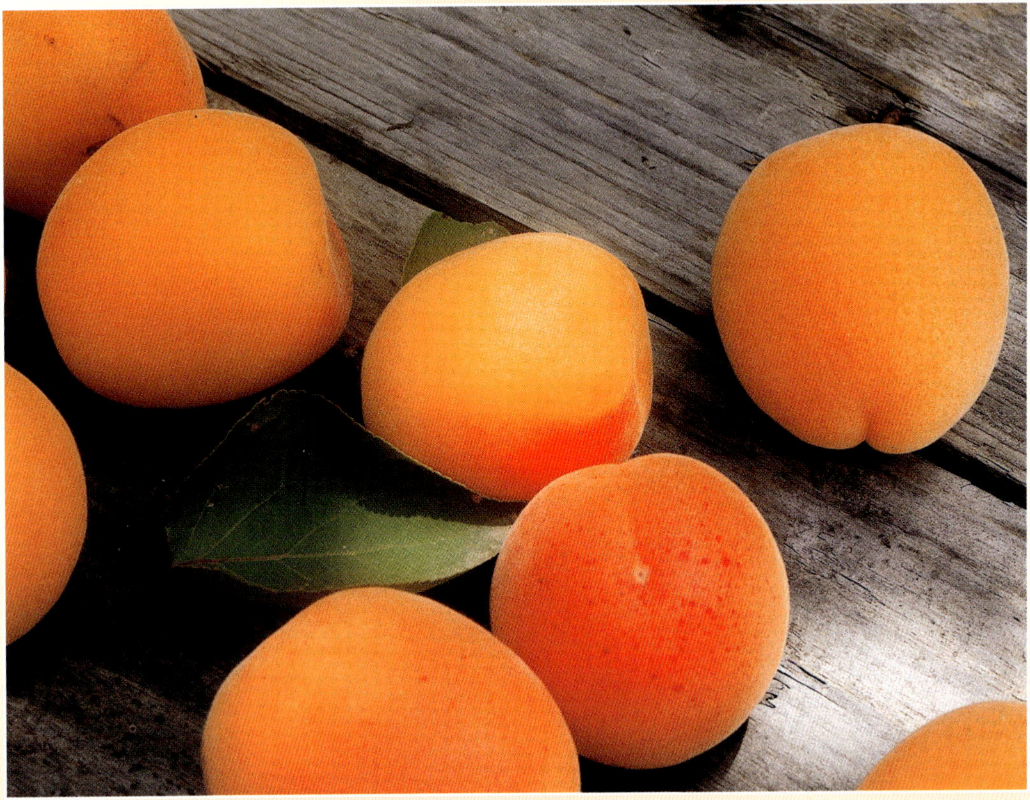

Humor ist Verstand plus Herz geteilt durch Selbsterkenntnis.

François Truffaut

M wie Mensch sein

Wir alle haben unsere Ecken und Kanten. Da gibt es neben Gemeinsamkeiten natürlich auch Reibungspunkte. Statt Lob und Anerkennung erntet man hin und wieder auch Kritik. Nutze diese konstruktiv und nimm's gelassen.

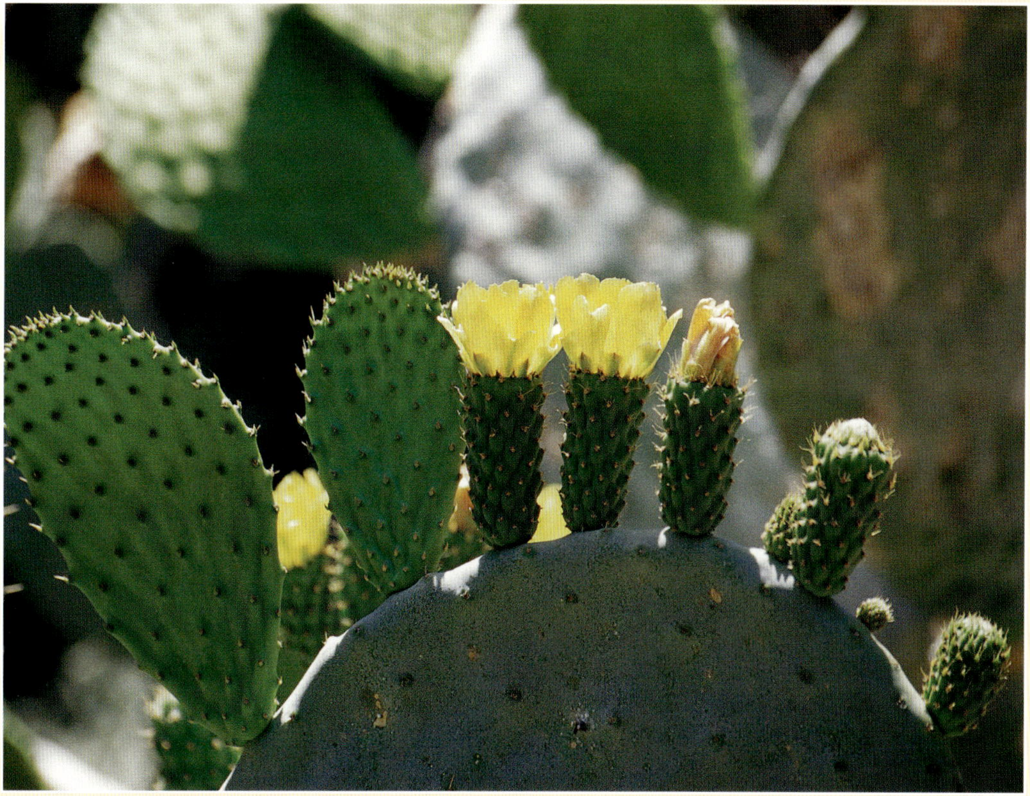

Wer sich selbst treu bleiben will,
kann nicht immer anderen treu bleiben.

Christian Morgenstern

N *wie nur fliegen ist schöner!*

Begeisterung und Spaß lassen eine Sache glücken. Man muss noch längst kein Überflieger auf allen Gebieten sein, um etwas gut und gerne zu machen. Ausschlaggebend sind ein froher Wille, frische Tatkraft und ein beschwingter Geist.

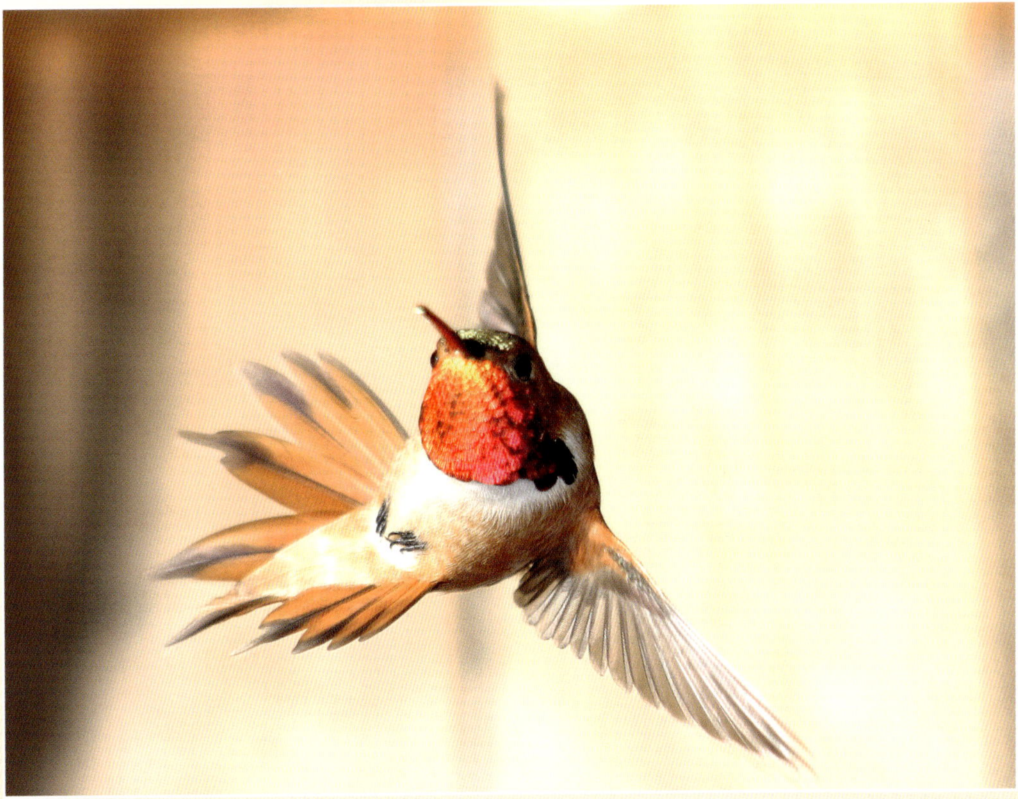

Nutze die Talente, die du hast.

Henry van Dyke

O wie Optimismus

Dein Optimismus ist einfach ansteckend. Es gibt nichts, das dich so leicht aus der Bahn wirft. Bewahre dir deinen Lebensmut, der dich auch nach außen hin strahlen lässt.

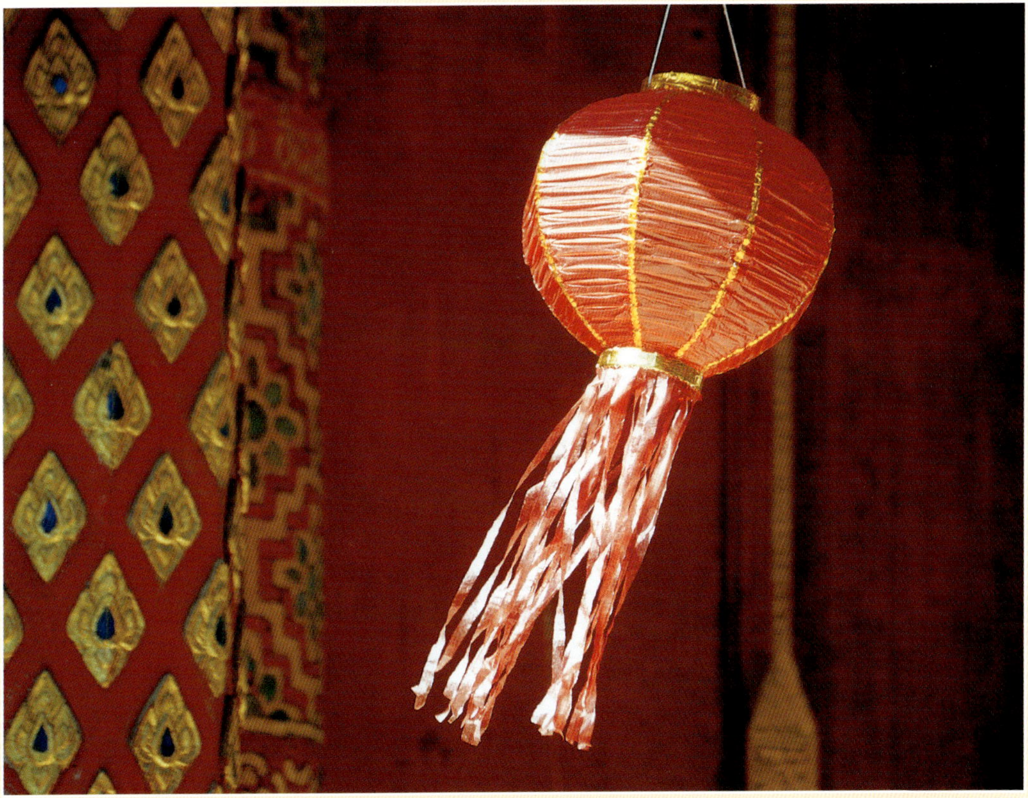

Der Optimismus ist der wahre Stein der Weisen,
der in Gold verwandelt, was immer er berührt.

Jean-Etienne Chaponnière

P wie *Plan B*

So schnell lässt du dich nicht unterkriegen: Läuft etwas nicht ganz nach Plan, dann ist das noch längst kein Grund zu resignieren und den Kopf hängen zu lassen. Nach klaren, reiflichen Überlegungen beginnst du noch einmal von vorne und treibst die Sache wieder voran.

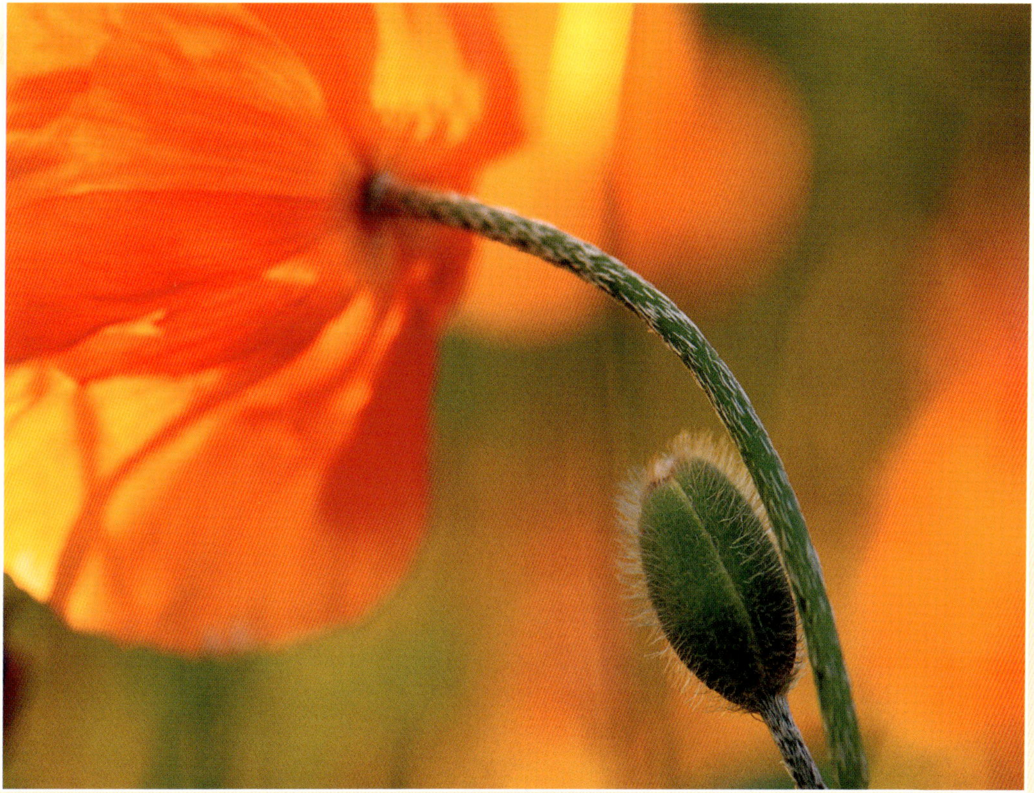

Lehne es nicht ab, das Negative zur Kenntnis zu nehmen.
Weigere dich lediglich, dich ihm zu unterwerfen.

Norman Vincent Peale

Q wie *querfeldein*

Wege sind dazu da, beschritten zu werden, aber auch um sie hin und wieder zu verlassen. Schon als Kind hat es Spaß gemacht, kreuz und quer über die frisch gemähten Felder zu rennen. Warum probierst du es nicht mal wieder?

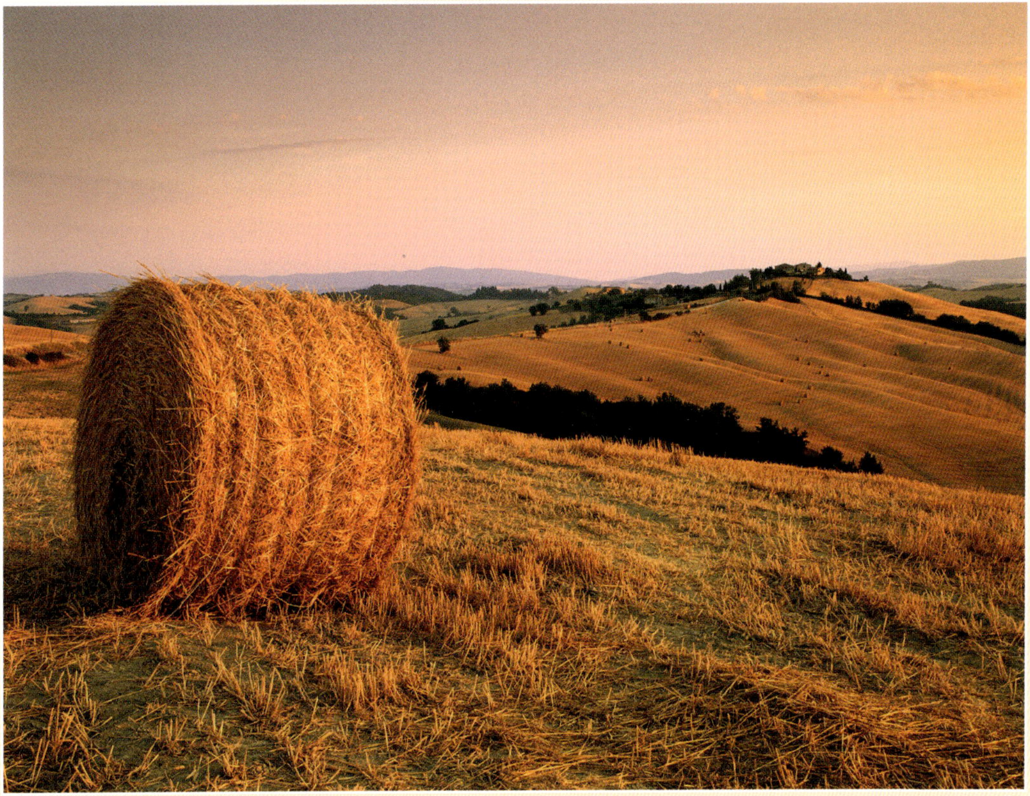

Das ist mein Weg, welches ist dein Weg?
Den Weg gibt es nicht.

Friedrich Nietzsche

R wie Raffinesse

Das Beste, was man mit grauen Tagen machen kann, ist, ihnen etwas Gutes abzugewinnen. Also, tief durchatmen und positiv denken. Mit kleinen Auszeiten zwischendurch den Alltag versüßen.

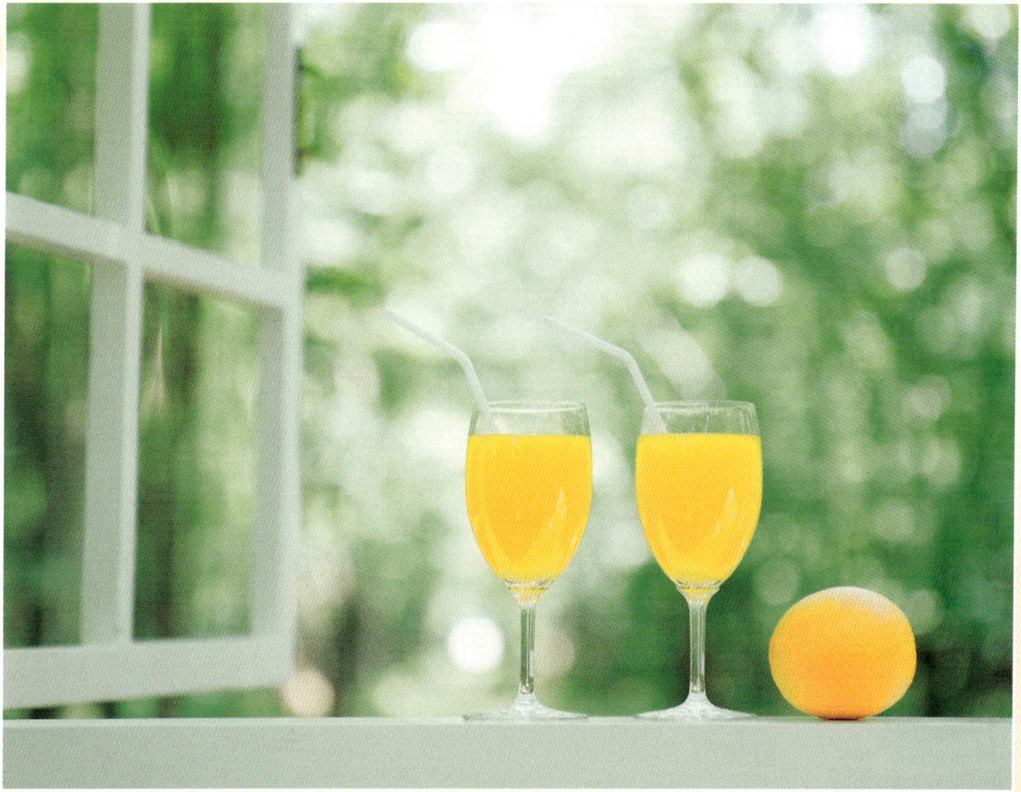

Wenn dir das Schicksal eine Zitrone reicht,
mach Limonade daraus!

Unbekannt

S wie *Selbstvertrauen*

Vertrauen ist das Fundament, das alles zusammenhält: Es ist eine wertvolle Stütze, auf die man bauen kann. Wer an sich selbst glaubt, dem fällt es auch nicht schwer, anderen Vertrauen zu schenken und daraus Kraft zu schöpfen.

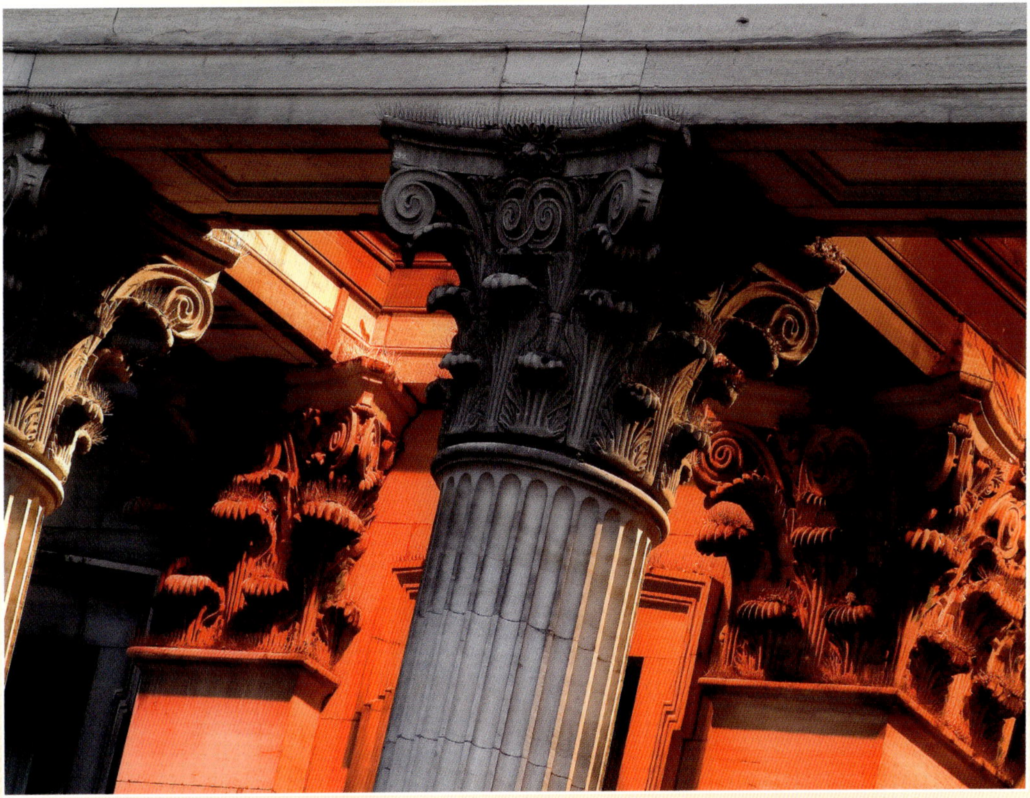

Über der Pforte der antiken Welt stand geschrieben: „Erkenne dich selbst“.
Über der Pforte unserer neuen Welt sollte geschrieben stehen:
„Sei du selbst“.

Oscar Wilde

T wie *Temperament*

Sicher, Geduld ist eine Tugend. Manche Situationen brauchen jedoch etwas „Pfeffer“, um sich wieder entladen zu können: Lass dir also den Mut nicht nehmen, das klar auszusprechen, was du denkst und das zu tun, was du für richtig hältst.

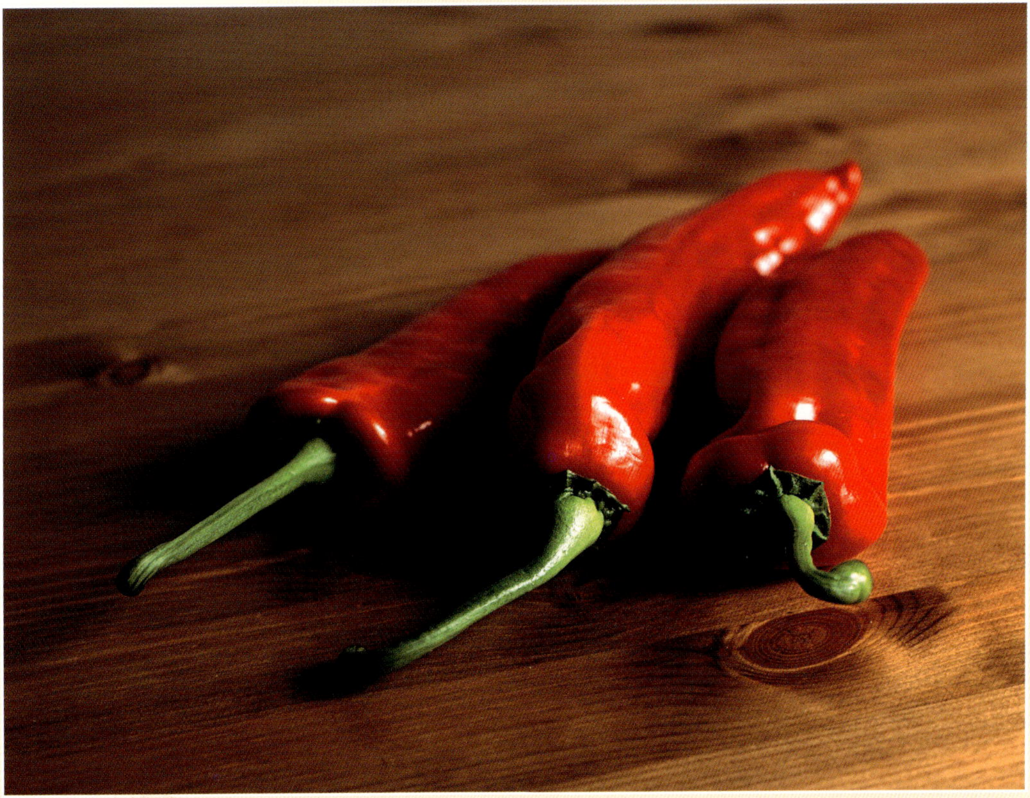

Für den Wert des Menschen ist die Güte des Charakters das Höchste, aber für das Zusammenleben ist Humor und Temperament noch wichtiger.

Franz Grillparzer

U wie *Ui, gar nicht mal so übel*

So ein bisschen Eigenlob frischt die Motivation auf und fördert die Tatkraft. Deswegen öfter mal für sich selbst kleine Komplimente bereit halten, auch wenn der Anlass im ersten Moment vielleicht gar nicht „so besonders" erscheint: Kleinigkeiten dürfen schließlich ebenso belohnt werden!

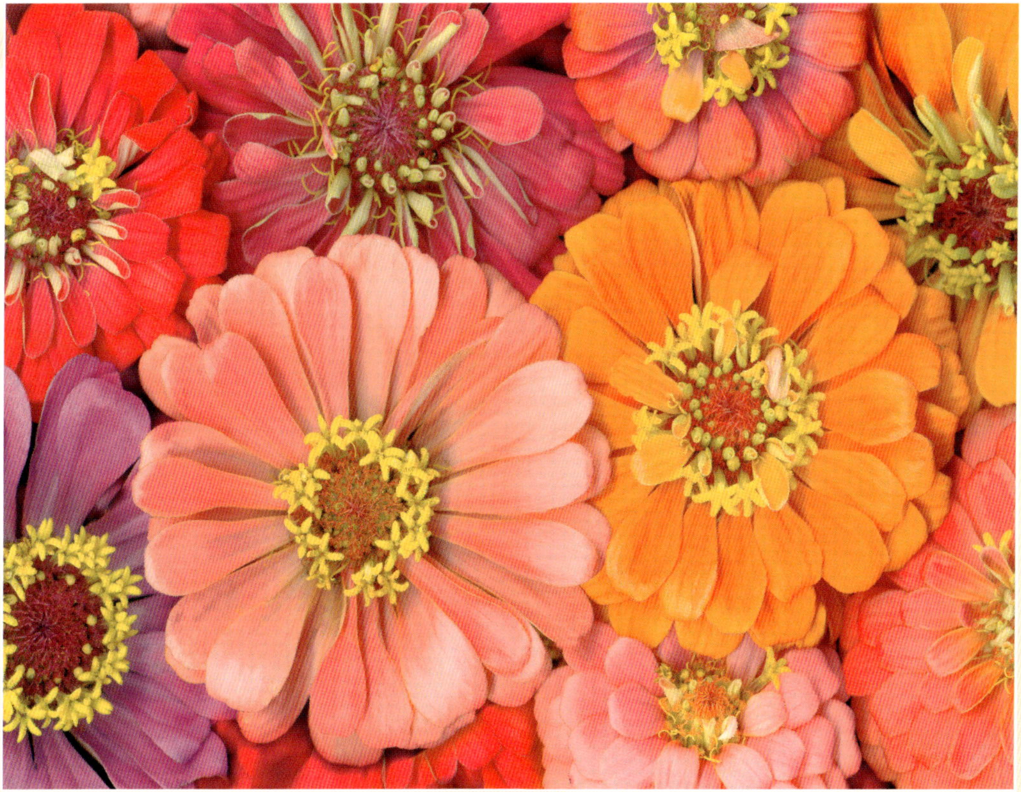

Die Dinge haben immer nur den Wert,
den man ihnen verleiht.

Jean-Baptiste Molière

V wie volle Kraft voraus!

Wenn du etwas wirklich willst, legst du dich ganz schön ins Zeug: Dann schöpfst du aus dem Vollen und gibst so richtig Gas. Du leistest hartnäckige Überzeugungsarbeit und bringst so manchen dazu, seine Einstellung zu ändern und „Antiquiertes“ über Bord zu werfen, um neuen Ideen Raum zu schaffen.

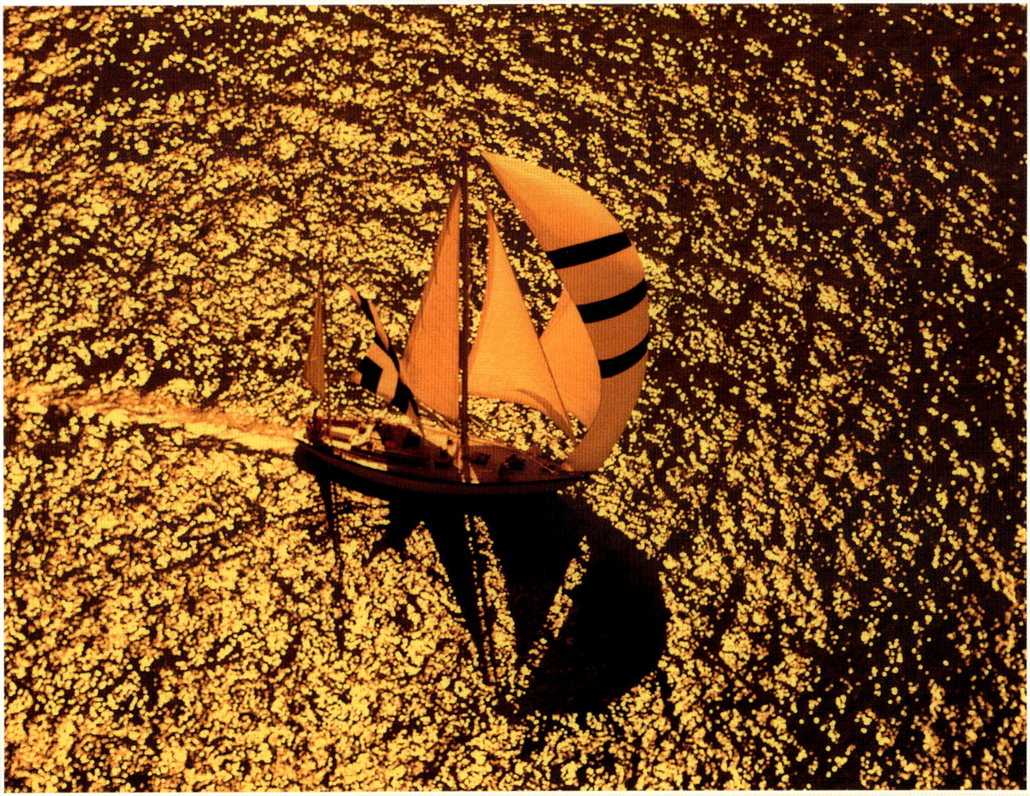

Sei du selbst die Veränderung,
die du dir wünschst für diese Welt.

Mahatma Gandhi

W wie Weltenbummler

Mit Selbstvertrauen und Wertschätzung im Gepäck lassen sich vielleicht noch keine Berge versetzen, aber sie nehmen einem unnötige Last ab, ohne die man die Gipfel um einiges leichter erklimmen kann.

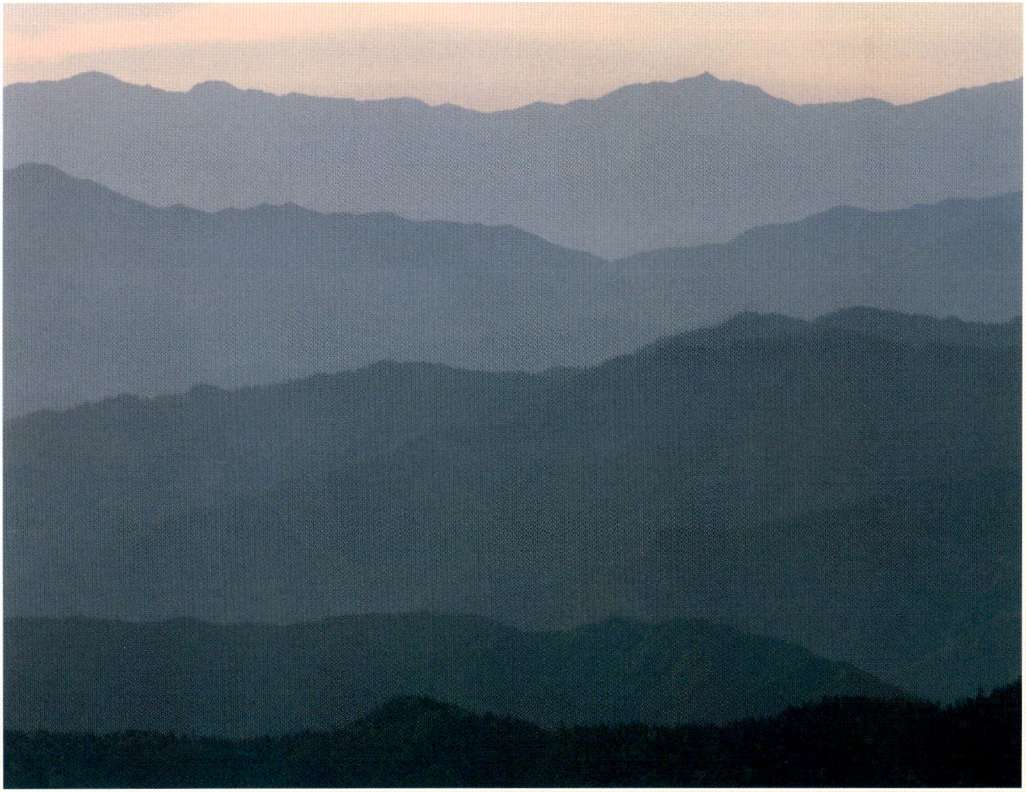

Wenn es einen Glauben gibt, der Berge versetzten kann,
so ist es der Glaube an die eigene Kraft.

Marie von Ebner-Eschenbach

Z wie *Zufriedenheit*

Zeit für die eigenen Interessen haben, persönliche
Bedürfnisse nicht immer hintanstellen, die eigene
Gesellschaft genießen können und innere Ruhe
finden: Wer sich selbst ein guter Freund ist,
der ist es auch für andere.

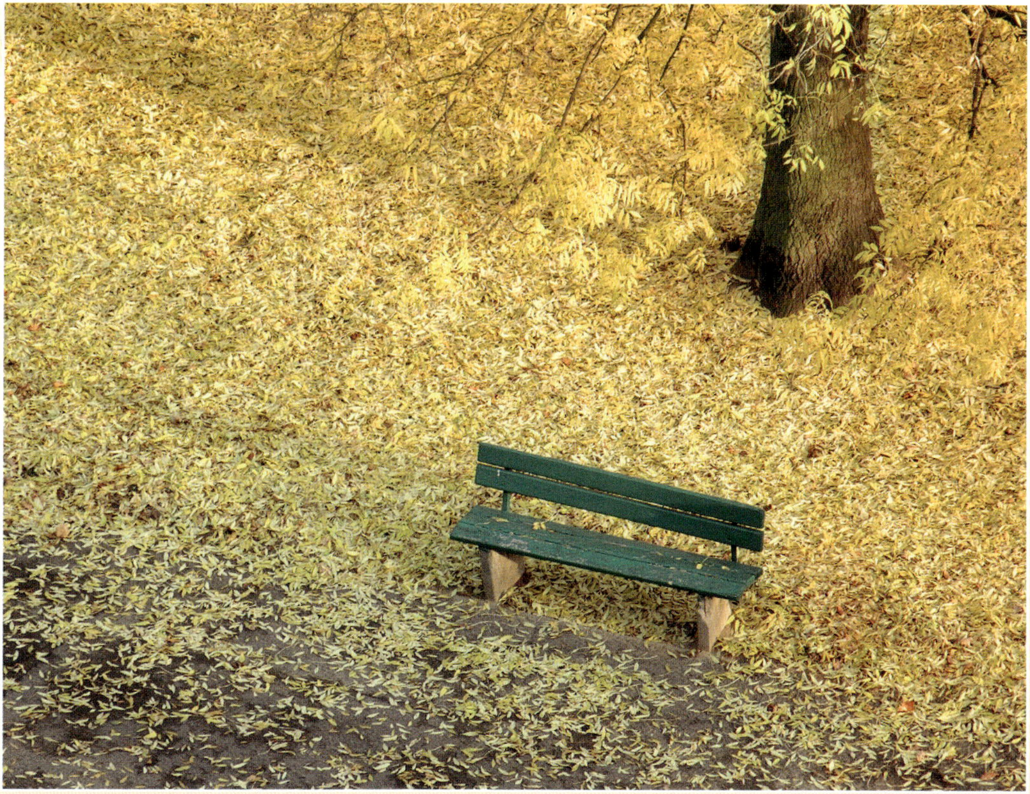

Wer einmal sich selbst gefunden hat,
kann nichts auf dieser Welt mehr verlieren.

Stefan Zweig

carpe diem

In dieser Reihe sind erschienen:

Lass dir Zeit zum Leben
(ISBN 3-89008-883-X)

Lass es dir gut gehen
(ISBN 3-89008-885-6)

Weil ich dich liebe
(ISBN 3-89008-378-1)

Sei einfach wie du bist
(ISBN 3-89008-884-8)

ISBN 3-89008-884-8

www.groh.de

Bildnachweis:
Titel, Rückseite: Mauritius / Botanica
S. 3: Krzysztof
S. 5: Mauritius / age
S. 7: IFA-Bilderteam / IPS
S. 9: Pawel Pachniewski
S. 11: PBY / f1 online
S. 13: Rebecca Picard
S. 15: Damir Frkovic / Masterfile
S. 17: Mauritius / Foodpix
S. 19: John & Lisa Merrill / Corbis
S. 21: Willi Rauch
S. 23: IFA-Bilderteam / IDS
S. 25: Heinz Ney
S. 27: Chris Fisher
S. 29: Miroslav Ptáček
S. 31: Freeman Patterson / Masterfile
S. 33: Sergio Pitamitz / Corbis
S. 35: IFA-Bilderteam / Time Space
S. 37: David Morch
S. 39: Ian Francis
S. 41: Getty Images / Stone / John Grant
S. 43: Bob Gelberg / Masterfile
S. 45: IFA-Bilderteam / Panstock
S. 47: Artur Achtelik

Textnachweis:
Wir danken den Autoren bzw. deren Erben, die uns freundlicherweise die Erlaubnis zum Abdruck von Texten erteilt haben sowie dem Suhrkamp Verlag, Frankfurt a. M., für den Abdruck des Textes von Hermann Hesse auf S. 11.

067001-4155-01